MIX
Papier aus verantwortungsvollen Quellen
Paper from responsible sources
FSC® C105338

Helga Libowski

Schüßler-Salze für die Reise

Diese vier Salze sollten Sie immer dabei haben

Bibliografische Information der Deutschen Nationalbibliothek:
Die Deutsche Nationalbibliothek verzeichnet diese Publikation in der Deutschen Nationalbibliografie; detaillierte bibliografische Daten sind im Internet über **dnb.dnb.de** abrufbar.

© 2016 Helga Libowski
Titelfoto: sebra, fotolia.com
Herstellung: BoD – Books on Demand, Norderstedt

ISBN 9783741210648

Der Text einschließlich aller Teile ist urheberrechtlich geschützt. Jeder Nachdruck, auch auszugsweise, sowie Vervielfältigungen durch elektronische Medien sind nur mit ausdrücklicher Genehmigung der Autorin gestattet.

Alle Informationen, Anregungen und Vorschläge in diesem Buch stellen die Erfahrungen bzw. die Meinung der Autorin dar und wurden von ihr sorgfältig erarbeitet und geprüft. Eine Garantie kann dennoch nicht übernommen werden. Ebenso ist eine Haftung der Autorin bzw. des Verlages und des Vertriebs für etwaige Nachteile, Personen-, Sach- und Vermögensschäden, die aus dem Gebrauch dieses Buches resultieren, ausgeschlossen.

Der vorliegende Text ersetzt keine medizinische Behandlung. Bei unklaren Beschwerden, Verschlimmerung bestehender Beschwerden und/oder länger anhaltenden Symptomen sollte ein Arzt oder ein Heilpraktiker aufgesucht werden.

Der besseren Lesbarkeit wegen wurde auf die korrekte Form, Zahlen bis einschließlich zwölf auszuschreiben, verzichtet und die meisten Zahlenangaben in Ziffern ausgedrückt.

Inhalt

Vorwort..7

Wann zum Arzt?...................................9

Dosierung und Anwendungsdauer......................12

Wenn mehrere Salze gleichzeitig eingenommen werden........................15

Die Dosierungen für Kinder...................16

Auch äußerlich anzuwenden...............................18

Sie haben mehrere Beschwerden gleichzeitig?..21

Welche Schüßler-Salze sollten mit auf die Reise?..22

Welche Beschwerden sind behandelbar: eine Schnellübersicht...........................23

Register von A bis Z................................25

Gibt es Nebenwirkungen, Wechselwirkungen, Erstverschlimmerung?..35

Was tun bei Milchzucker-Unverträglichkeit?............36

Ein wichtiger Hinweis zum Schluss...........................37

Buchempfehlung

Über die Autorin und weitere Publikationen

Vorwort

Liebe Leserinnen und Leser!

Wer hat diese Situation nicht schon einmal selbst erlebt: Man freut sich wochenlang auf den Urlaub und endlich ist es soweit. Doch statt Erholung und Lebensfreude erleben wir Kranksein und Beschwerden. Sei es, dass uns heftig juckende Mückenstiche plagen, ein Sonnenbrand uns nicht schlafen lässt, Blasen an den Füßen von der letzten Wanderung jeden weiteren Schritt zur Qual werden lassen, das Kind Fieber bekommt oder ein plötzlicher Durchfall uns zwingt, immer in Reichweite der Toilette zu bleiben. Damit diese Beschwerden und auch viele weitere wie Hautausschläge und Hitzepickel, Kopfschmerzen und Verspannungen der Muskulatur, leichte Verletzungen und Erkrankungen wie Husten, Schnupfen, Heiserkeit schnell wieder abklingen und Ihnen keine Urlaubsfreude rauben, dafür reichen bereits diese vier Schüßler-Salze, die ich Ihnen in diesem kleinen Ratgeber vorstellen möchte und die bei vielen Beschwerden im Urlaub (und natürlich auch außerhalb der Urlaubszeit) eingesetzt werden können.
Damit können Sie bereits sehr viele Erkrankungen und Beschwerden sanft behandeln und beseitigen oder die vorgestellten Mineralsalze als „erste Hilfe" nutzen. In einer Schnellübersicht erfahren Sie auf einem Blick, welches Mineralsalz bei welchen Beschwerden eingesetzt werden kann. Ein Register von A bis Z weist dann ausführlich auf mögliche Erkrankungen und Verletzungen hin und nennt das zu empfehlende Schüßler-Salz.

Und dass die Einnahme der Schüßler-Salze unkompliziert und sogar für Kinder besonders angenehm ist, wissen Sie sicherlich.
Doch die Tabletten der Schüßler-Salze lassen sich nicht nur einnehmen, sondern sind auch zur äußerlichen Anwendung sehr gut geeignet:
Kleinere Hautschäden und Verletzungen oder Insektenstiche lassen sich hervorragend mit einer Breiauflage oder mit einer Kompresse behandeln. Und bei Sonnenbrand sind kühlende Umschläge aus einer Lösung mit dem dafür geeigneten Schüßler-Salz eine schnelle und noch dazu wirkungsvolle Hilfe und lassen zudem die geschädigte Haut bald wieder abheilen und gesund werden. Warme Umschläge bei Verspannungen, Zerrungen und krampfartigen Schmerzen der Muskulatur lindern zuverlässig die schlimmsten Symptome.
Schenken Sie daher dem Kapitel „**Auch äußerlich anzuwenden**" besondere Beachtung.

Sie kennen sich bereits mit den Schüßler-Salzen aus? Das ist prima, denn ich habe in diesem kleinen Ratgeber bewusst auf den allgemeinen Teil, der ja in keinem Buch über die Schüßler-Salze fehlen sollte, verzichtet.
Lediglich Fragen zu Nebenwirkungen, Wechselwirkungen, Erstverschlimmerung und Hilfe bei Milchzucker-Unverträglichkeit werden am Ende kurz erörtert.

Ich wünsche Ihnen von Herzen eine gute Reise, einen erholsamen Urlaub und eine glückliche Heimkehr.
Ihre Helga Libowski

Wann zum Arzt?

Grundsätzlich gilt: Im Zweifelsfall zum Arzt!

Bedenken Sie bitte, dass besonders in fernen Ländern außerhalb Europas, also auf fremden Erdteilen, unbekannte Parasiten (Würmer, Flöhe, etc.) lauern und ungewohnte Mikroorganismen (Bakterien, Viren, Pilze, etc.) teils sogar schwere gesundheitliche Störungen hervorrufen können.
Auch Tiere (Schlangen, Quallen, Insekten, etc.) können den Menschen schwere, teils auch tödliche Verletzungen beibringen!
Daher möchte ich an dieser Stelle nochmals betonen, dass eine frühzeitige ärztliche Behandlung in manchen Fällen unerlässlich ist!
Jedem Leser sollte klar sein, dass er für seine Gesundheit selbst verantwortlich ist.

Die nachfolgend aufgeführte Liste soll Ihnen bei der Entscheidung helfen, wann Sie einen Arzt aufsuchen sollten. Sie ist jedoch nicht grundsätzlich als vollständig anzusehen!

Zum Arzt gehen sollten Sie auf jeden Fall:

- bei allen Erkrankungen und Verletzungen von Säuglingen und Kleinkindern
- bei allen Biss- und Kratzwunden durch Tiere
- bei allen nicht erklärbaren Erkrankungen
- bei allen unklaren Beschwerden (z.B. heftige Bauchschmerzen)
- bei unerklärlichen Hautausschlägen/Hautveränderungen
- bei schweren Verletzungen (Knochenbrüche, Verrenkungen)
- bei stark geschädigter Haut
- bei Platzwunden
- bei größeren Blutverlusten
- bei hohem Fieber
- bei Schüttelfrost
- bei allen Beschwerden der inneren Organe (Herz, Leber, Nieren, etc.)
- bei schwerem Krankheitsgefühl, auch wenn das Fieber nur mäßig ist
- bei andauerndem oder schwerem Durchfall
- bei andauerndem oder häufigem Erbrechen

- bei Schwellungen von Körperteilen (Fuß, Hand, Arm, Bein, Gesicht)
- bei infizierten Wunden
- bei Blutvergiftung oder Verdacht auf Blutvergiftung
- bei allen Erkrankungen der Augen
- bei psychischen Problemen
- beim Auftreten von Lähmungen
- bei Benommenheit/Verwirrtheit
- bei allen Erkrankungen, die länger als zwei Tage bestehen
- bei großflächigem oder schwerem Sonnenbrand
- bei Erkrankungen, die durch intensive Sonnenbestrahlung verursacht wurden, z.B. Sonnenstich
- bei Erfrierungen

Gehen Sie auf alle Fälle auch zum Arzt, wenn mehrere Erkrankungen gleichzeitig auftreten, z.B.
- Durchfall und Fieber
- pochende Schmerzen und Übelkeit
- Hautausschläge an mehreren Körperstellen
etc.

Dosierung und Anwendungsdauer

In diesem Kapitel erfahren Sie alles Wichtige zu den Dosierungen, zur Einnahmedauer und zur „Heißen 7"

Die Dosierungen für Kinder und Tipps zur äußerlichen Anwendung der Schüßler-Salze finden Sie in den nächsten Kapiteln.

Die Dosierungen

In der Mineralstofftherapie nach Dr. Schüßler unterscheidet man zwischen der Behandlung chronischer, d.h. bereits länger andauernder Beschwerden und dem Auftreten akuter Beschwerden. Je nachdem, ob eine chronische oder eine akute gesundheitliche Störung vorliegt, ergibt sich eine andere Dosierung des einzusetzenden Schüßler-Salzes.
Da in diesem Ratgeber die Behandlungen gesundheitlicher Störungen in der Urlaubszeit beschrieben werden, liegt jeweils eine **akute** Situation vor, so dass an dieser Stelle eben auch nur auf die Dosierung im Akutfall eingegangen wird.

Die Dosierungen für den Akutfall:

alle 5 – 10 Minuten 1 Tablette lutschen

oder alternativ:

jede Stunde 7 – 10 Tabletten in Wasser aufgelöst in kleinen Schlucken trinken. Vor dem Herunterschlucken sollte die Lösung einen Moment im Mund behalten werden, damit die Wirkstoffe über die Mundschleimhaut in den Körper gelangen.

Die Einnahme – egal, ob sie die Tabletten lutschen oder in Wasser aufgelöst trinken – ist so lange fortzusetzen, bis die Beschwerden nachlassen. Dann können Sie die Zeitabstände der einzelnen Einnahmen vergrößern,

das heißt:

alle 30 Minuten 1 Tablette lutschen, dann jede Stunde 1 Tablette lutschen, alle 2 Stunden 1 Tablette lutschen, alle 3 Stunden 1 Tablette lutschen, usw.

Oder alternativ:
alle 2 Stunden 7 – 10 Tabletten in Wasser aufgelöst in kleinen Schlucken trinken, danach alle 3 Stunden 7 – 10 Tabletten in Wasser aufgelöst in kleinen Schlucken trinken, usw.

Häufig lassen die Beschwerden schon nach wenigen Einnahmen nach und die Zeitabstände können vergrößert werden.

Wenn die Beschwerden am Abend erstmalig auftreten

Beginnt die Erkrankung am Abend eines Tages, dann müssen Sie die Einnahme natürlich nicht die ganze Nacht fortsetzen. Versuchen Sie vor dem Schlafengehen noch einige Dosierungen einzunehmen und setzen Sie dann am nächsten Morgen die Einnahme unverzüglich fort.

Die Einnahmedauer

Die Einnahmedauer richtet sich nach der Stärke der Beschwerden bzw. der Symptome.
Wenn Sie anfangs eine hohe Dosierung bzw. eine häufige Einnahme einnehmen (wie oben beschrieben), so können Sie diese nach der Besserung reduzieren, indem Sie die Zeitabstände der Einnahmen vergrößern: Jede Stunde 1 Tablette, alle 2 Stunden 1 Tablette, alle drei Stunden 1 Tablette, etc.
Nach dem vollständigen Abklingen der Beschwerden können Sie am Folgetag die Einnahme beenden.

Die „Heiße 7"

Eine Besonderheit in der Einnahme bietet der Mineralstoff Nr.7 Magnesium phosphoricum D6. Hier können 10 Tabletten in einer halben Tasse abgekochtem, noch heißem Wasser aufgelöst und in kleinen Schlucken getrunken werden. Vor dem Herunterschlucken sollte die Lösung einen Moment im

Mund behalten werden, damit die Wirkstoffe über die Mundschleimhaut in den Körper gelangen.
Diese Einnahme kann bei Bedarf mehrmals täglich wiederholt werden.

Die Wärme der Lösung verstärkt dabei die Wirkung des Magnesiumsalzes.
Befürchtungen, dass die Schüßler-Mineralsalze durch Wärme oder Hitze zerstört oder in ihrer Wirksamkeit beeinträchtigt werden, sind nicht berechtigt.

Wenn mehrere Salze gleichzeitig eingenommen werden

Wenn zwei Mineralstoffe gleichzeitig zur Behandlung vorgeschlagen werden, dann können Sie die Tabletten entweder abwechselnd einnehmen oder alle zur Behandlung empfohlenen Salze auch gleichzeitig anwenden.

Es gibt keine störenden Wechselwirkungen der Schüßler-Salze untereinander.

Die Dosierungen für Kinder

Die Akut-Dosierung für Kinder ist jener für Erwachsene sehr ähnlich, lediglich die Zeitabstände der einzelnen Einnahmen sind größer.

Allen Kindern, die die Tabletten noch nicht lutschen können, kann die Tablette in Wasser aufgelöst als Brei verabreicht werden. Dazu kann die Tablette auf einem Löffel mit wenigen Tropfen Wasser versetzt und gelöst werden.

Geben Sie zunächst dem Kind (ganz gleich, welches Alter es hat) die ersten beiden Tabletten im Abstand von 5 - 10 Minuten.
Vergrößern Sie anschließend die Zeitabstände:

Säuglinge und Kleinkinder:
alle 30 Minuten eine weitere Tablette.
Die Einnahme ist so lange fortzusetzen, bis die Beschwerden nachlassen. Dann können Sie die Zeitabstände der einzelnen Einnahmen vergrößern, d.h.: dann jede Stunde 1 Tablette, alle 2 Stunden 1 Tablette, alle 3 Stunden 1 Tablette geben.

Kinder ab ca. 3 Jahren:
alle 20 Minuten eine weitere Tablette.
Die Einnahme ist so lange fortzusetzen, bis die Beschwerden nachlassen. Dann können Sie die Zeitabstände der einzelnen Einnahmen vergrößern, d.h.:

alle 40 Minuten 1 Tablette lutschen, dann jede Stunde 1 Tablette lutschen, alle 2 Stunden 1 Tablette lutschen, alle 3 Stunden 1 Tablette lutschen.

Grundschulkinder:
alle 15 Minuten eine weitere Tablette.
Die Einnahme ist so lange fortzusetzen, bis die Beschwerden nachlassen. Dann können Sie die Zeitabstände der einzelnen Einnahmen vergrößern, d.h.:
alle 30 Minuten 1 Tablette lutschen, dann jede Stunde 1 Tablette lutschen, alle 2 Stunden 1 Tablette lutschen, alle 3 Stunden 1 Tablette lutschen.

Kindern ab 11 Jahren kann die Dosierung für Erwachsene verabreicht werden.

Die Einnahmedauer für Kinder

Wie in der Erwachsenendosierung so gilt auch für Kinder:
Nach dem vollständigen Abklingen der Beschwerden kann am Folgetag die Einnahme beendet werden.

Auch äußerlich anzuwenden

Die äußerliche Anwendung der Schüßler-Salze ist hervorragend geeignet, um lokale Beschwerden zu behandeln und zu beseitigen. Es gibt viele Möglichkeiten die Mineralstoffe sowohl auf kleineren Hautstellen als auch auf größeren Bereichen des Körpers zur Anwendung zu bringen. Kleinere Hautareale behandeln Sie am besten mit einer Breiauflage, größere Bezirke mit einer Lösung.

Breiauflagen

Eine Breiauflage ist ideal für die Behandlung kleiner Hautflächen, etwa bei Insektenstichen oder kleinen Wunden. Um einen Mineralstoffbrei herzustellen, nehmen Sie 2 - 3 Tabletten des empfohlenen Mineralstoffs, bei größeren Körperstellen auch entsprechend mehr. Fügen Sie sehr wenig Wasser hinzu. Pro Tablette genügen ein paar Tropfen. Lösen Sie die Tabletten im Wasser auf, indem Sie diese zu einem Brei verrühren. (Notfalls geht dass auch in der gewölbten Hand mit ein bisschen Spucke.) Diesen Brei tragen Sie im Anschluss auf die zu behandelnden Hautstellen und in deren Umgebung dick auf und bedecken ihn anschließend, wenn möglich, mit einem Stück Frischhaltefolie oder Plastikfolie (keine Metallfolie), damit die Breiauflage nicht so schnell trocknet und länger feucht bleibt.

Lassen Sie diese dann mindestens 20 - 30 Minuten, oder auch länger, einwirken. Anschließend lässt sich die Breiauflage ganz einfach mit einem weichen Tuch abwaschen. Je nach Beschwerden sollten Sie die Anwendung eventuell mehrmals täglich erneut durchführen.
Bringen Sie einen Brei jedoch nicht auf blutende Wunden. In diesem Fall ist eine Kompresse oder eine Lösung besser geeignet.

Kompressen

Kompressen sind besonders gut für kleine Hautstellen geeignet, wenn eine Breiauflage nicht angebracht ist, z.B. im Gesichts allgemein oder speziell auf den Augenlidern. Zur Herstellung lösen Sie 2 - 5 Tabletten des empfohlenen Schüßler-Salzes in ca. 20 - 50 ml Wasser und tränken Sie einen Wattepad mit dieser Lösung. Legen Sie diese Kompresse auf die zu behandelnde Hautstelle bzw. auf die Augen auf und lassen Sie sie mindestens 10 Minuten, besser jedoch 20 - 30 Minuten aufliegen. Tauchen Sie während dieser Zeit die Kompresse ab und zu erneut in die Lösung, drücken Sie diese leicht aus und legen Sie sie wieder auf die Hautstelle.

Lösungen, kalt oder warm

Bei Sonnenbrand und Hautausschlägen ist eine **kalte** Lösung angebracht. Für empfindliche Personen (Kinder oder Senioren) darf die Lösung auch leicht lauwarm sein.

Bei Krämpfen, Zerrungen, Verspannungen ist eine **warme** Lösung herzustellen.

Dazu werden 12 Tabletten des empfohlenen Schüßler-Salzes in ca. 500 ml kaltes/warmes Wasser gegeben und gelöst. Anschließend wird ein Tuch* in die Lösung getaucht, leicht ausgedrückt und auf die geschädigte Haut gelegt und liegengelassen, bis es sich nicht mehr kühl bzw. warm anfühlt. Dann sollten Sie durch wiederholtes Eintauchen in die Lösung das Tuch erneut auflegen. Nach 2 - 3 Anwendungen sind die Symptome in der Regel verschwunden.
Die Anwendung kann bei Bedarf mehrmals täglich wiederholt werden.

*Als Tuch eignet sich ein Taschentuch oder, bei größeren Hautarealen, ein Geschirrtuch.

Zubereitung der Lösung mit mehren Salzen

Sind im Register zwei Schüßler-Salze zur Behandlung empfohlen, etwa bei Verbrennungen, so nehmen Sie von jedem Salz 12 Tabletten zur Herstellung der Lösung.

Sie haben mehrere Beschwerden gleichzeitig?

Treten mehrere Beschwerden gleichzeitig auf, können Sie alle zur Behandlung empfohlenen Salze auch gleichzeitig anwenden. Es gibt keine störenden Wechselwirkungen der Schüßler-Salze untereinander.

Beachten Sie jedoch:
Sie müssen aber ein einzelnes Salz, dass bei zwei oder mehreren Beschwerden empfohlen wird, **nicht** doppelt oder sogar mehrfach dosieren. In diesem Fall reicht die Einnahme einer „einfachen" Dosierung, um alle Gesundheitsprobleme zu therapieren.

Ein Beispiel:
Sie haben Menstruationsschmerzen, Muskelverspannungen und Ihre Haut juckt, weil das Baden im Meer Ihre empfindliche Haut irritiert. Für jedes dieser Beschwerden brauchen Sie Schüßler-Salz Nr. 7 Magnesium phosphoricum D6. Hätten Sie nur eine einzelne dieser Beschwerden, dann würden Sie dieses Salz in der Akut-Dosierung, (alle 5 - 10 Minuten 1 Tablette) lutschen bzw. jede Stunde 7 - 10 Tabletten in Wasser aufgelöst in kleinen Schlucken trinken. Wenn Sie jetzt gleich drei Beschwerden haben, die alle drei das Salz Nr. 7 benötigen, dann müssen Sie jedoch **nicht** die genannte Akut-Dosierung verdreifachen. Hier reicht die einfache Dosierung von alle 5 - 10 Minuten 1 Tablette lutschen bzw. jede Stunde 7 -10 Tabletten in Wasser aufgelöst in kleinen Schlucken trinken, um die drei genannten Beschwerden zu behandeln.

Welche Schüßler-Salze sollten mit auf die Reise?

Mit diesen 4 Salzen können Sie bereits die häufigsten Beschwerden behandeln:

Nr. 3 Ferrum phosphoricum D12

Nr. 5 Kalium phosphoricum D6

Nr. 7 Magnesium phosphoricum D6

Nr. 8 Natrium chloratum D6

> *Tipp:*
> *Schüßler-Salz Nr. 3 Ferrum phosphoricum D12 sollten Sie grundsätzlich immer in der Tasche mit sich führen, ob am Strand oder bei der Wanderung. So haben Sie immer „das Mittel der ersten Hilfe" dabei und können sofort mit der Einnahme beginnen oder jederzeit schnell und unkompliziert kleinere Verletzungen oder Insektenstiche behandeln, indem Sie in der gewölbten Hand mit etwas Spucke einen Brei herstellen und auf die zu behandelnde Stelle aufbringen.*

Welche Beschwerden sind behandelbar: eine Schnellübersicht

Nr. 3 Ferrum phosphoricum D12

→ alle hochakuten Erkrankungen

→ alle hochakuten Verletzungen, dann evtl. zusätzlich als Brei äußerlich

→ pochende und klopfende Schmerzen

→ leichtes Fieber bis 38,5 C

Nr. 5 Kalium phosphoricum D6

→ Halsschmerzen

→ Durchfall

→ Einschlafstörungen, weil „aufgedreht", Dosis dann jedoch nur **einmal** einnehmen: Kinder: 2 Tabletten, Erwachsene 4 Tabletten unter die Zunge legen

→ Nervenschmerzen

→ hohes Fieber ab 38,5 C

Nr. 7 Magnesium phosphoricum D6

→ alle Krämpfe

→ Verspannungen

→ Muskel- und Nervenschmerzen

→ alle Schmerzen

→ alles, was juckt

→ Einschlafstörungen, weil „angespannt" als „Heiße 7"

→ Unruhezustände

Nr. 8 Natrium chloratum D6

→ Insektenstiche, dann als Brei äußerlich

→ Sonnenbrand, dann als Lösung äußerlich

→ Verbrennungen (mit Nr. 3 auch als Lösung äußerlich)

→ alle Beschwerden, die durch Hitze entstanden sind
(z.B. Schwindel, Sonnenstich, Kopfschmerzen)

→ Reizhusten („trockener Husten")

→ Husten mit Auswurf (Verschleimung)

→ Schnupfen (Nase „läuft" oder ist verstopft)

→ allergischer Schnupfen

→ Übelkeit

→ Hautausschläge

Register von A bis Z

Mit Hilfe dieses Registers erfahren Sie, welches Schüßler-Salz zur Behandlung Ihrer Beschwerden oder Erkrankungen empfehlenswert ist. Gelegentlich wird auch auf zwei Salze gleichzeitig hingewiesen, die Sie dann einnehmen können. Wie Sie beide Salze gleichzeitig einnehmen, erfahren Sie im Kapitel **"Wenn mehrere Salze gleichzeitig eingenommen werden"**

In allen Fällen, in denen eine äußerliche Anwendung sinnvoll ist, wird ebenfalls darauf hingewiesen, z.B. mit dem Vermerk: „äußerlich als ..."
Gelegentlich ist auch eine äußerliche Anwendung **zusätzlich zur Einnahme** empfehlenswert. Der Hinweis lautet dann „**auch** äußerlich als ..." oder „evtl. auch äußerlich als ..."
Wie Sie einen Brei, eine Lösung oder eine Kompresse herstellen, erfahren Sie im Kapitel **"Auch äußerlich anzuwenden"**.

Wenn Sie ein Schüßler-Salz einnehmen können, **jedoch auch unbedingt einen Arzt hinzuziehen sollten**, finden Sie den Hinweis: "nur als „erste Hilfe", dann Arzt!"

A

allergische Reaktionen → Nr. 8

allergischer Schnupfen → Nr. 8

Augen, gereizte → Nr. 3 (auch äußerlich als Kompresse)

Augen, gerötete → Nr. 3 (auch äußerlich als Kompresse)

Augen, trockene → Nr. 8 (auch äußerlich als Kompresse)

B

Beschwerden, die durch Hitze entstanden sind → Nr. 8

Bienenstich → Nr. 8 (äußerlich als Brei)

Blähungen durch fremdes Essen → Nr. 7

Blasen an den Füßen → Nr. 3 (äußerlich als Brei)

D

Durchfall → Nr. 5

E

Einschlafen → siehe Schlafstörungen

Ekzem → siehe Hautausschläge

Entzündungen, allgemein → Nr. 3

Erbrechen → Nr. 8

Erkrankungen, akute → Nr. 3 (evtl. Arzt!)

Erschöpfung durch Anstrengung → Nr. 3 und Nr. 5

F

Fieber bis 38,5 C → Nr. 3

Fieber ab 38,5 C → Nr. 5

Fließschnupfen (= Nase läuft) → Nr. 8

G

Gelenke, geschwollene → Nr. 3

Gelenkschmerzen → Nr. 8

grippale Infekte → Nr. 3

H

Halsschmerzen → Nr. 5

Hautausschläge → Nr. 8 (auch äußerlich als Brei/Lösung)

Hautausschläge, juckende → Nr. 7 und Nr. 8

Heiserkeit → Nr. 3

Hitzepickel → Nr. 8 (auch äußerlich als Lösung)

hochakute Erkrankungen → Nr. 3

hochakute Verletzungen → Nr. 3 (auch äußerlich)

Hörsturz → Nr. 3 (nur als „erste Hilfe", dann Arzt!)

I

Infektionen → Nr. 3 (nur als „erste Hilfe", dann Arzt!)

infizierte Wunden → Nr. 5
  (auch äußerlich als Brei/Kompresse, evtl. Arzt!)

Insektenstich → Nr. 8 (äußerlich als Brei)

irritierte Haut → Nr. 8

J

juckende Hautausschläge → Nr. 7 und Nr. 8

Juckreiz, allgemein → Nr. 7

K

Kolliken → Nr. 7 (auch äußerlich als Brei oder Lösung)
  (nur als „erste Hilfe", dann Arzt!)

Kopfschmerzen → Nr. 7

Kopfschmerzen durch Überanstrengung → Nr. 5

Kopfschmerzen durch zu viel Hitze → Nr. 8

Kopfschmerzen, pochende, klopfende → Nr. 3

Krämpfe der Eingeweide → Nr. 7

Krämpfe der Muskulatur → Nr. 7

L

Lippen, trockene und aufgesprungene → Nr. 8
(äußerlich als Brei)

Lippenherpes → Nr. 8 (äußerlich als Brei)

M

„Mallorca-Akne" → Nr. 7 und Nr. 8

Menstruationsschmerzen → Nr. 7

Migräneanfall → Nr. 7

Mückenstiche → Nr. 8 (äußerlich als Brei)

Muskelkater → Nr. 8

Muskelschmerzen → Nr. 7 (auch äußerlich als Lösung)

Muskelverspannung → Nr. 7 (auch äußerlich als Lösung)

N

Nackenschmerzen → Nr. 7

Nase, „laufende" → Nr. 8

Nase, verstopfte → Nr. 8

Nase, wunde → Nr. 8

Nervenentzündungen → Nr. 5

Nervenschmerzen → Nr. 5

O

Ohrenschmerzen → Nr. 3

Ohrgeräusche → Nr. 3

P

Panik-Attacken → Nr. 5
    (nur als „erste Hilfe", dann Arzt!)

Prellungen → Nr. 3
    (evtl. auch äußerlich als Brei oder Lösung)

psychische Probleme → Nr. 5
    (nur als „erste Hilfe", dann Arzt!)

Q

Quaddeln durch Insektengifte → Nr. 8 (äußerlich als Brei)

Quaddeln durch Pflanzengifte → Nr. 8 (äußerlich als Brei)

Quaddeln durch Quallengifte → Nr. 8 (äußerlich als Brei)

R

Risswunden → Nr. 3 (äußerlich als Brei/Kompresse)

Rückenschmerzen → Nr. 7

S

Schlafstörungen, durch Anspannung → Nr. 7 ("Heiße 7")

Schlafstörungen, durch „Aufgedrehtsein" → Nr. 5
    (Achtung, andere Dosierung:
      einmalig nehmen Erwachsene 4 Tabletten,
    Kinder 2 Tabletten unter die Zunge)

Schmerzen, allgemein → Nr. 7

Schmerzen, blitzartige → Nr. 7

Schmerzen, bohrende → Nr. 7

Schmerzen, brennende → Nr. 3

Schmerzen im Gelenk → Nr. 8

Schmerzen, krampfende → Nr. 7

Schmerzen, pochende, pulsierende, klopfende → Nr. 3

Schmerzen, schießende → Nr. 7

Schmerzen, stechende → Nr. 7

Schmerzen, Verschlimmerung durch Bewegung → Nr. 3

Schnittwunden → Nr. 3 (äußerlich als Kompresse)

Schnupfen → Nr. 8

Schürfwunden → Nr. 3 (äußerlich als Brei/Kompresse)

Sonnenbrand → Nr. 8 (äußerlich als Lösung)

Sonnenstich → Nr. 8 (nur als „erste Hilfe", dann Arzt!)

Stauchungen → Nr. 3 (auch äußerlich als Lösung)

Stockschnupfen (= Nase ist „dicht") → Nr. 8

Stichwunden → Nr. 3

T

Tinnitus → Nr. 3 (nur als „erste Hilfe", dann Arzt!)

U

Übelkeit → Nr. 8

Überanstrengung → Nr. 5

V

Verbrennungen, großflächig → Nr. 3 und Nr. 8
(nur als „erste Hilfe", dann Arzt!)

Verbrennungen, kleinflächig → Nr. 3 u. Nr. 8
(äußerlich als Kompresse/Lösung)

Verletzungen, allgemein → Nr. 3
(auch äußerlich als Brei/Lösung)

Verrenkungen → Nr. 3
(auch äußerlich als Brei/Lösung)

Verspannungen → Nr. 7
(auch äußerlich als Brei oder Lösung)

Verstauchungen → Nr. 3
(auch äußerlich als Brei/Lösung)

W

Wadenkrämpfe → Nr. 7

Wespenstich → Nr. 8 (äußerlich als Brei)

Wunden, allgemein → Nr. 3
    (äußerlich als Brei/Kompresse)

Wundsein → Nr. 8
    (äußerlich als Brei oder Lösung)

Z

Zahnfleischentzündungen → Nr. 5

Zahnschmerzen → Nr. 7

Zeckenbiss → Nr. 3 (äußerlich als Brei)

Zerrungen → Nr. 7
    (evtl. auch äußerlich als Brei oder Lösung)

Gibt es Nebenwirkungen, Wechselwirkungen, Erstverschlimmerung?

Nebenwirkungen sind nicht bekannt.

Wechselwirkungen der Schüßler-Salze untereinander sind nicht zu erwarten, sodass verschiedene Salze auch gern gleichzeitig eingenommen werden können. Wechselwirkungen mit eingenommenen Medikamenten sind nicht bekannt.

Eine Erstverschlimmerung zu Beginn der Einnahme oder bei den äußerlichen Anwendungen der Schüßler-Mineralsalze ist nicht zu erwarten, weil es sich bei diesen Mitteln um physiologische Ausgangs-Substanzen handelt, die in jedem Körper vorhanden sind und keine Reize ausüben, wie es bei homöopathischen Mitteln normalerweise üblich ist.

Was tun bei Milchzucker-Unverträglichkeit?

Wenn Sie eine Milchzucker-Unverträglichkeit (Laktose-Intoleranz) haben, können Sie die Schüßler-Salze auf alle Fälle äußerlich anwenden in Form von der beschriebenen Breiauflage oder der Lösung. Denn indem Sie die Mineralstoffe „nur" auf die Haut bringen, gelangt der vorhandene Milchzucker nicht in den Darm und kann daher keine Unverträglichkeitsreaktionen hervorrufen.

Doch auch eine Einnahme ist möglich:

Es gibt jedoch eine Möglichkeit, die Tabletten trotz bestehender Milchzucker-Unverträglichkeit anzuwenden. Lösen Sie dazu die für Sie infrage kommenden Tabletten zunächst in leicht warmem Wasser auf. Nehmen Sie diese Lösung dann schluckweise in den Mund und behalten Sie diese vor dem Hinunterschlucken einen Augenblick lang im Mund. Dadurch gelangen die Wirkstoffe über die Mundschleimhaut in den Körper. Anschließend spucken Sie die Lösung einfach wieder aus. Auf diese Weise verhindern Sie, dass Milchzucker in Ihren Darm gelangt und dort zu unangenehmen Symptomen führt.

Ein wichtiger Hinweis zum Schluss

Bitte beachten Sie, dass nicht in allen Staaten **die Nummerierung der Schüßler-Salze** identisch ist. So gibt es Länder, die hier von der in Deutschland gebräuchlichen abweichen. Orientieren Sie sich daher im Ausland stets an dem vollständigen Mineralstoffnamen, wenn Sie dort Schüßler-Mineralsalze kaufen möchten, damit Sie auch das/die richtigen Salz(e) anwenden.

Die Nummerierung der Schüßler-Salze in Deutschland:
(in der jeweils empfohlenen Stärke)

Nr.1 Calcium fluoratum D12
Nr.2 Calcium phosphoricum D6

Nr.3 Ferrum phosphoricum D12

Nr.4 Kalium chloratum D6
Nr.5 Kalium phosphoricum D6
Nr.6 Kalium sulfuricum D6

Nr.7 Magnesium phosphoricum D6

Nr.8 Natrium chloratum D6
Nr.9 Natrium phosphoricum D6
Nr.10 Natrium sulfuricum D6

Nr.11 Silicea D12

Nr.12 Calcium sulfuricum D6 / D12

Buchempfehlung:

Der kleine Urlaubskarten-Ratgeber

Schreiben Sie gern Urlaubskarten? Fällt Ihnen immer gleich auf Anhieb ein gelungener Text ein oder wird auch für Sie das Kartenschreiben zur lästigen Strapaze? Vielleicht geht es Ihnen wie zahlreichen anderen Urlaubern, die jedes Jahr vor einem Stapel Urlaubskarten sitzen und erst nach langem Überlegen einen umständlichen Text zustande bringen? Wenn ja, dann ist auch dieses kleine "Nachschlagewerk" für Sie eine wertvolle Hilfe:

Der Kleine Urlaubskarten-Ratgeber ist 12 x 19 cm groß, 61 Seiten schlank und passt in jeden Koffer. Ganz gleich, wann Sie Ihren Urlaub machen, ob im Sommer oder im Winter und auch egal, wo Sie Ihre Ferien verbringen, ob auf dem Campingplatz, im Wohnmobil, im Hotel, Ferienhaus, ..., gleichgültig ob Sie mit dem Reisebus anreisen, mit dem Flugzeug oder im Auto, der Kleine Urlaubskarten-Ratgeber ist in jedem Urlaub eine wertvolle Hilfe für alle Urlauber, die Urlaubskarten schreiben wollen (oder müssen). Denn schnell und mühelos finden Sie für jede individuelle Karte den passenden Text.

Der Kleine Urlaubskarten-Ratgeber von Helga Ursula Libowski ist in jeder guten Buchhandlung erhältlich. ISBN 3-8334-2922-4, Preis: 6,95 Euro.

Über die Autorin und weitere Publikationen

Helga Libowski wurde 1955 in Bockenem (Niedersachsen) geboren. Nach dem Abitur 1974 machte sie eine Ausbildung zur Pharmazeutisch-technischen-Assistentin und arbeitet seither in ihrem Beruf in einer Apotheke.

Seit vielen Jahren interessiert sie sich für Naturheilkunde und alternative Heilmethoden und besucht dazu immer wieder Seminare und Fortbildungsveranstaltungen.

2008/2009 Ausbildung in Mineralstoffberatung und Antlitzanalyse bei Margit Müller-Frahling, Institut für Biochemie nach Dr. Schüßler, Sundern.
Helga Libowski besucht seither Beraterfortbildungen, um ihr Wissen immer weiter zu vervollständigen und zu erweitern. Ihre umfangreichen Erfahrungen mit den Schüßler-Salzen hat die Autorin in vielen Büchern preisgegeben, von denen sie einige bereits als E-Books veröffentlicht hat. Weitere Themen sollen folgen.

2013/2014 Fachschulungen zur Natürlichen Hormon-Hilfe-Beratung durch Elisabeth Buchner, Hormonselbsthilfe.
Ihre Kenntnisse über den Hormonhaushalt der Menschen und über ausgewählte Nahrungsmittel, die regulierend auf ein hormonelles Ungleichgewicht wirken können, hat sie zu weiteren Veröffentlichungen über frauliche Beschwerden veranlasst.

In ihrem größten Werk "Geheime Dickmacher im Körper" möchte sie die Menschen auf die möglichen Ursachen von Übergewicht aufmerksam machen, um mit einer gezielten Behandlung dauerhafte Erfolge zu erzielen.

Helga Libowski ist verheiratet und hat drei erwachsene Kinder und drei Enkelkinder.

Zahlreiche Publikationen sind als E-Books erschienen, darunter:

Zum Thema Schüßler-Salze sind bisher folgende E-Books erschienen:

Die Schüßler-Salze in den äußerlichen Anwendungen 1 + 2

Kosmetik – selbst hergestellt mit Schüßler-Salzen

Übermäßiger Appetit, Heißhungerattacken und Schüßler-Salze

Schüßler-Salze für das Säure-Basen-Gleichgewicht

Zum Thema Übergewicht sind folgende E-Books erschienen:

Schlankmacher Progesteron *(Auch als kostenlose Leseprobe erhältlich.)*

Geheime Dickmacher im Körper *(Auch als kostenlose Leseprobe erhältlich.)*

Warum sind Menschen dick? *(Auch als kostenlose Leseprobe erhältlich.)*

Die Progesteron-Diät

Hilfe, ich bin ein „Pummelchen"

Die Superdiät für Supermänner

Zum Thema „Hormon-Food" sind bisher folgende E-Books erschienen:

Schwitzen war gestern

SOS, mir wächst ein Damenbart *(Auch als kostenlose Leseprobe erhältlich.)*

Hilfe, ich bin eine „Bohnenstange"